AF336965

OBSERVATIONS

SUR L'INOCULATION

DE LA VACCINE,

PRÉSENTÉES au Comité des Arts, d'Agriculture et de Commerce du déparment du Puy-de-Dôme, dans sa séance du 29 frimaire an 10.

Par le citoyen BERTRAND, Médecin, l'un de ses membres.

Imprimées par ordre du Préfet, sur l'invitation du Comité.

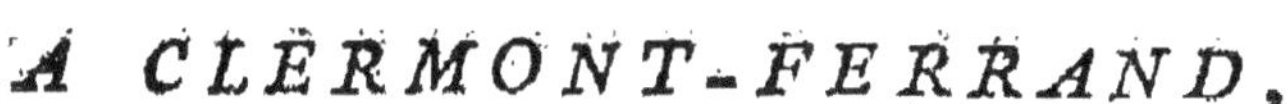

A CLERMONT-FERRAND,

De l'Imprimerie de VEYSSET, Imprimeur-Libraire, rue de la Treille.

OBSERVATIONS

SUR L'INOCULATION DE LA VACCINE,

PRÉSENTÉES au Comité des Arts, dans sa séance du 29 frimaire an 10.

CITOYENS,

Dans le nombre des objets intéressans qui fixent particulièrement la méditation des membres de ce Comité, on doit ranger ceux qui ont rapport à l'hygiène publique. Ils forment une colonne essentielle des tableaux demandés par le Ministre de l'intérieur. Je ne m'écarterai donc pas du but de votre institution, en vous présentant quelques expériences faites ou plutôt répétées sur la vaccination. Je dirai même que l'instant me paraît d'autant plus convenable qu'il semble que dans cette ville on ne s'occupe plus de cette grande découverte; résultat immanquable de quelques écrits publiés avec surabondance, et desquels on pourrait dire en partie que les qualités de l'auteur sont ce qu'ils contiennent de plus imposant. C'est ici une de ces questions dans lesquelles le public est juge exclusif. Le temps, il est vrai, peut rectifier son jugement. Mais à chaque jour de délai, les victimes s'amoncèlent, comme s'accroît le nombre des heures qui mènent insensiblement à la vérité. Il ne faut donc pas, comme on l'a trop souvent répété, répondre par le silence, lorsque, dans la lutte engagée, le nombre et le mérite des mémoires peuvent seuls diriger le torrent irrésistible de l'opinion. On doit, au contraire, s'empresser de recueillir les faits ; et dans un sujet qui appartient exclusivement à l'observation, multiplier tellement les expériences et les produire avec tant de bonne foi, qu'elles forcent la conviction générale. Telle est dans l'étude des sciences la marche avouée et imprimée par la philosophie ; telle était celle d'Hippocrate. Aussi, malgré les hypothèses brillantes de tous les systématiques, regarde-t-on toujours ses écrits comme des pages profondes, léguées à l'admiration de tout jugement solide.

Je ne vous dirai rien ici de l'histoire de la vaccine. Je ne vous peindrai pas son immortel auteur, *Jenner*, procédant toujours avec le flambeau de l'analyse, interrogeant, tourmentant, pour ainsi dire, la nature par des expériences variées à l'infini, et ne présentant son travail à l'univers qu'après lui avoir imprimé le cachet du génie. Je ne proclamerai pas non plus cette liste, honorable autant qu'elle est nombreuse, des hommes justement célèbres qui, après bien des essais, ont préconisé la vaccine. Je veux seulement vous présenter quelques observations qui me sont particulières. Les faits qui se passent sous nos yeux nous frappent plus vivement que ceux que l'on rapporte, quelles que soient les couleurs que l'on emprunte pour les peindre; il semble aussi qu'ils conservent quelque chose de cette force d'impression accidentelle, lorsque leur historien est très-rapproché de nous.

J'ai pratiqué la médecine pendant les six derniers mois de l'an neuf, dans la partie occidentale du Puy-de-Dôme. La petite vérole y régnait épidémiquement; ses ravages étaient affreux. En voyant l'état des enfans qui leur restaient, les parens ne pouvaient donner de larmes à ceux qu'enlevait la maladie. Mes premières observations furent faites à Latour e à Gioux. Sur soixante enfans, quarante-sep

furent atteints d'une petite vérole confluente ;
six périrent, trois ont perdu un œil, trente
ont été défigurés par des coutures ou des éro-
sions de la peau, et la plupart ont eu des con-
valescences extrêmement pénibles. Quelques-
uns sont atteints de maladies presque incurables,
provoquées par la faiblesse qui résulte toujours
des éruptions abondantes. Ce fléau se propa-
geait. Des pères de famille, influens par les
emplois qu'ils occupent, par leurs talens et par
leur fortune, me pressèrent vivement de ne rien
négliger pour la conservation de leurs enfans.
Je connaissais ce qu'on avait écrit pour ou con-
tre la vaccine. Mais en applaudissant aux efforts
de ses partisans, je me défiai de cet enthousiasme
que l'amour et l'admiration des découvertes ex-
citent trop souvent dans le jeune homme. Je
ne savais pas alors quelle était sur ce sujet
l'opinion de l'école de médecine de Paris, dont
je me glorifierai toujours de tenir et de pro-
fesser les principes. Je me décidai à pratiquer
l'inoculation. Les deux enfans du Secrétaire
général de la Préfecture y furent soumis les
premiers. Le désir de les conserver, le besoin
bien senti de donner un grand exemple à un
pays où les lumières pénètrent si lentement

que le nom seul d'inoculation y était à peine connu, le déterminèrent. L'opération fut suivie du plus grand succès. En moins de huit jours après sa réussite, j'inoculai trente-deux enfans. Vingt-sept furent aussi heureux que les deux premiers ; trois éprouvèrent des accidens assez graves. Mais ces accidens disparurent en quatre ou six jours, tandis que ceux qu'attirait la petite vérole naturelle subsistaient au moins deux décades.

Pendant ce temps, l'avis de l'école de Paris me parvint. Elle se prononça hautement en faveur de la vaccine. Cette école établit d'une manière péremptoire ses avantages sur la petite vérole inoculée; dès-lors je suspendis toute inoculation. Mon estimable et savant confrère, le cit. Ducros de Clermont, me procura du virus vaccin sur lequel je pouvais compter. Cinq enfans, parmi lesquels se trouvait celui du maire de Latour, subirent l'insertion de la vaccine. Elle parcourut avec le plus grand calme la marche que lui assigne sa manière d'agir sur l'économie animale ; et onze jours après sa transmission, je comptais déjà trente-six vaccinés. Point d'accidens : il semblait qu'une barrière insurmontable se fût élevée entre l'épi-

démie et les enfans inoculés du virus vaccin.
On ne pouvait croire qu'un procédé aussi
simple pût servir de digue à un fléau si ter-
rible ; on craignit que les enfans ne fussent
pas exempts de la petite vérole. Enfin , la gran-
deur du bienfait fesait douter de son existence.

fallait détruire tout soupçon et bien éta-
lir la confiance ; la marche que j'avais à suivre
tait tracée. Opérer publiquement , montrer
vec évidence que deux ou trois boutons vac-
ins préservent de la petite vérole ; qu'ils pro-
urent (je le dis pour m'accommoder aux
réjugés vulgaires) une dépuration suffisante ;
oilà ce que le public attendait avec la plus
ive impatience.

Pour atteindre au premier but , il fallait
noculer les vaccinés ; je le fis : le virus va-
iolique ne produisit aucun effet. Mais pour
orcer la conviction et détruire cette idée d'un
imulacre de transmission du virus variolique
ux vaccinés , il ne restait qu'un moyen ; faire
ohabiter , je dis plus, faire toucher fréquem-
ent un vacciné et un enfant atteint de la
etite vérole. Cette expérience a été répétée
lusieurs fois. J'ai su que des mères, sans m'en
venir , ont pris des draps sous un enfant

infecté, et les transportant de suite dans un autre lit, y ont fait coucher des vaccinés. Tous ces essais n'ont servi qu'à confirmer de plus en plus la vertu préservatrice de la vaccine.

Mais comment démontrer que cette exubérance d'humeur, composant l'éruption de la petite vérole, n'est point une dépuration utile et salutaire ? Je n'avais pour cela qu'à engager les mères à comparer l'état du vacciné avec celui du variolé ; le dernier ne pouvait être ramené à la convalescence. Aux furoncles succédaient des sueurs, des diarrhées colliquatives , une faiblesse extrême, un état de maigreur repoussant, un ennui invincible, une humeur intraitable. Les premiers , au contraire, toujours gais, bien portans, ne discontinuaient pas leurs jeux ni même leurs études ou leurs travaux domestiques; car depuis l'enfant à la mamelle jusqu'à l'homme qui sillonne péniblement la terre, j'ai tout vacciné. Tel était le tableau que l'on pouvait opposer au premier. Je dois dire pourtant que vers le neuvième ou le dixième jour, quelques-uns de ceux-ci ont ressenti un accès fébrile; d'autres ont éprouvé des douleurs plus ou moins intenses sous l'aisselle du bras piqué. Je n'ai pas vu ces accidens se soutenir pendant plus de quarante-huit heures. Quant à ces ulcères de nature rebelle que l'on dit avoir paru quelquefois après la chute du bouton vaccin, j'affirme que sur près de quatre cents vaccinés, dont je peux donner les noms si on le désire, je n'ai rien observé de semblable. Je n'ai pas, comme quelques anti-vaccinateurs, le mérite bien rare aujourd'hui de prédire l'avenir, par anticipation sur le temps et l'expérience (anticipation à laquelle on ne répugne pas, dès qu'il s'agit d'articuler et de commenter les maux que l'on suppose, avec tant de complaisance, devoir naître de la vaccination) je ne vois pas que son insertion soit un moyen de faire des eunuques ; mais aussi je ne crains pas, en interrogeant ma conscience, de me persuader qu'en faisant ce rapport, j'ai voulu servir mon intérêt personnel, soutenir l'amour-propre engagé dans un systême, et retarder la propagation d'un bienfait inappréciable : surtout on ne me convaincra pas d'altérer les faits que je présente. Je me tiens trop honoré d'appartenir à ce comité, pour avancer un mot qui ne soit avoué par les sentimens de vérité que je professe, et par ceux de respect et de considération que je porte à chacun des membres qui le composent.

D'après l'exposé que je viens de faire, vous voyez, citoyens, que je me suis trouvé dans des circonstances très-favorables pour expérimenter et accréditer la vaccination. Le degré de confiance que l'on doit accorder à cette importante découverte, est réglé par les expériences innombrables qu'on a faites. Que l'on oppose à ceux qui parlent d'ulcères, d'éruptions d'un caractère nouveau à la suite de son inoculation, tout en reconnaissant néanmoins sa vertu préservatrice, le nombre d'enfans estropiés, déformés, aveuglés par la petite vérole. Que l'on ne dise plus au reste qu'il faut encore temporiser : la série des recherches faites par *Jenner*, les essais répétés par-tout, le succès prodigieux qui les a couronnés, l'accueil bien mûri d'une école aussi impartiale quand elle adopte les innovations que quand elle les repousse, enfin l'activité avec laquelle on a étudié la vaccine, nous placent à son égard comme si des siècles nous séparaient de sa découverte. Que des craintes mal fondées ne s'opposent donc plus à la propagation d'un préservatif aussi précieux.

Je termine ce sommaire des observations que j'ai recueillies, en citant un passage des œuvres de l'immortel médecin hollandais.

« Le parallèle de l'histoire des antidotes et le
» caractère de la petite vérole nous donnent lieu
» d'espérer qu'on pourra trouver son remède
» spécifique. L'avantage inappréciable qui en
» résulterait pour le genre humain, engage à faire
» les plus grands efforts pour le rechercher. »

Certes Boerhaave se vantait moins que quelques hommes de percer le voile qui nous cache l'avenir, de dérober des secrets à la nature, etc. ; mais son génie pouvait lui tenir lieu des prétentions fastueuses et de la jactance emphatique des premiers. En lisant tel d'entre eux on se demande toujours :

Quid dignum tanto feret hic promissor hiatu ?